ASSOCIATION FRANÇAISE

POUR

L'AVANCEMENT DES SCIENCES

CONGRÈS DE LILLE

1874

M ________________________________

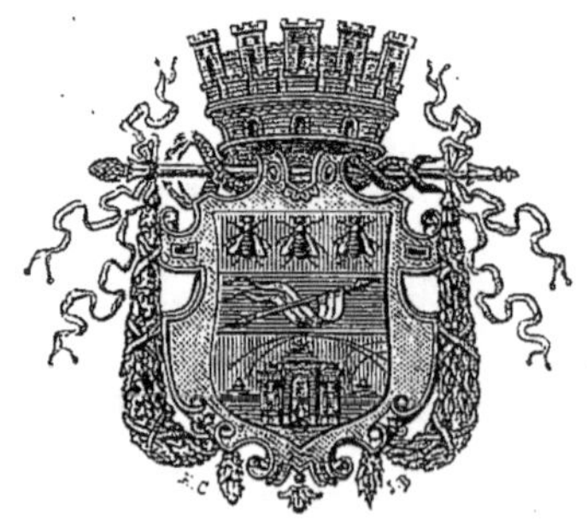

PARIS

AU SECRÉTARIAT DE L'ASSOCIATION

76, rue de Rennes.

Dr A. PAQUET

Professeur à l'École de médecine de Lille, Chirurgien des hôpitaux.

DE L'EMPLOI DE L'ACONITINE CONTRE LES ACCIDENTS GRAVES CONSÉCUTIFS AU TRAUMATISME.

— Séance du 21 août 1874 —

La question du traitement prophylactique et curatif des accidents généraux graves consécutifs au traumatisme est une de celles qui ont, à juste titre, attiré l'attention des chirurgiens de toutes les époques. Parmi ces accidents, les phénomènes inflammatoires et infectieux, le tétanos, ont été et sont encore le sujet d'expérimentations nombreuses, de recherches persévérantes, et l'occasion de discussions multipliées dont le terme ne se laisse pas pressentir. Cela tient à l'ignorance de la cause réelle de la plupart de ces accidents, et à la vraisemblance plus ou moins accentuée de l'hypothèse ou de la théorie par lesquelles le chirurgien cherche à expliquer leur pathogénie. Aussi la prophylaxie et la curation consistent-elles pour les uns dans l'art des pansements, pour d'autres dans le traitement médical du blessé ou de l'opéré, pour le plus grand nombre dans l'exécution fidèlement remplie de certaines conditions bien déterminées d'hygiène, d'habileté opératoire et de soins consécutifs, tant médicaux que chirurgicaux.

Notre désir n'est pas d'insister sur ces points qui ont été développés et discutés tant de fois par les hommes les plus compétents. J'appellerai aujourd'hui votre bienveillante attention sur les résultats que j'ai obtenus de l'administration de l'aconitine chez des blessés graves, dans plusieurs cas de complications inflammatoires, de tétanos et de trismus, et chez des malades opérés de hernies étranglées. Il me paraît utile de vous présenter au préalable quelques considérations qui doivent toujours entrer en ligne de compte, lorsqu'on emploie l'aconitine. L'aconitine du commerce n'est pas homogène; l'aconitine dite allemande, qui, pour la plus grande part, provient des laboratoires de Merck, à Darmstadt, est

AO

de beaucoup la plus répandue dans le commerce de la droguerie; c'est un mélange d'aconitine pure, de napelline moins active que l'aconitine, et d'aconelline, substance non toxique.

Cette aconitine dite allemande est beaucoup moins active que l'aconitine cristallisée, découverte par Grove, qui en présenta des échantillons au Congrès de Nottingham, en 1866, et étudiée avec détails par M. Duquesnel en 1872. On ne doit donc pas manier *pari manu* les aconitines de différentes provenances; mais ces différences ne portent que sur la dose ou le degré d'activité, de puissance de l'aconitine, car, à part la question des doses, les effets physiologiques et partant thérapeutiques sont les mêmes avec des aconitines de puissances inégales, ainsi que le prouvent les expériences de Scroff, Henrich, von Praag, Hottot et Liégeois.

De plus, cette remarque prouve la supériorité de l'emploi de l'alcaloïde, même impur, sur les préparations pharmaceutiques ordinaires, les extraits par exemple, qui se décomposent facilement et promptement. Un extrait très-actif d'aconit ferox de l'Himalaya, toxique à la dose de 2 ou 3 centigrammes et ne déviant pas la lumière polarisée, ne tarde pas à perdre une grande partie de son activité; on constate alors qu'il dévie la lumière polarisé : c'est que son aconitine s'est transformée en glucoside, et au bout d'un certain temps, l'extrait est devenu complétement inerte. Ainsi s'explique la défaveur dans laquelle sont tombées les différentes préparations d'aconit.

Je me suis exclusivement servi dans mes expériences d'aconitine amorphe de Merck, qui entre à la dose de 1/2 milligramme dans les granules d'aconitine de Chanteaud. En 1846, J.-P. Tessier proposa l'emploi des préparations d'aconit contre la métropéritonite puerpérale, et les bons effets qu'il en avait retirés lui firent recommander son emploi dans les complications des plaies. Dans le travail qu'il publia dans la *Gazette médicale* de la même année, il préconisa l'usage de l'aconit contre la phlébite, les abcès métastatiques, la résorption purulente et l'érysipèle. Un certain nombre de chirurgiens l'employèrent avec succès; quelques-uns, comme M. Chassaignac, le donnèrent comme préventif, faisant subir de la sorte au futur opéré une espèce d'entraînement chirurgical; mais le plus grand nombre avouèrent n'avoir rien obtenu, n'avoir été témoins d'aucun phénomène, d'aucun effet appréciable à la suite de l'administration de hautes doses d'aconit; preuve évidente de la nullité des préparations qu'ils avaient employées, car on aurait dû tout au moins, dans ces cas, à défaut d'effet curatif, constater les phénomènes physiologiques que produit l'aconit, et c'est pour arriver à plus de certitude que, dans mes essais, j'ai préféré employer l'aconitine, même impure, au lieu des diverses préparations d'aconit, le plus souvent obtenues dans des conditions défectueuses, ou falsifiées par le commerce, ou altérées par le temps. J'ai été guidé dans ces expériences par les réflexions suivantes, que m'ont suggérées les propriétés physiologiques de l'aconitine.

1° L'aconitine possède une influence sédative des plus prononcées sur les systèmes nerveux et circulatoires; d'où j'ai conclu à son application contre la fièvre et l'érysipèle traumatiques.

2° L'aconitine paralyse le système nerveux vaso-moteur et les nerfs sensitifs à la périphérie; d'où son application contre le tétanos.

[L'action paralysante de l'aconitine sur le système nerveux vaso-moteur a été constatée par MM. Gréhant et Duquesnel, dans les expériences sur l'aconitine cristallisée, faites par eux au laboratoire du Muséum d'histoire naturelle, et publiées dans les Comptes rendus de l'Académie des sciences (juillet 1871). Le même résultat avait été constaté par M. Aschamouron, physiologiste russe, dans l'emploi de l'aconitine amorphe.]

Depuis le commencement de mes essais, je n'ai pas eu l'occasion d'employer l'aconitine contre la résorption purulente.

Je n'hésiterais pas à le faire, car en abaissant la température et le pouls, l'aconitine doit avoir une grande influence sur la production et le développement de l'infection purulente, quelle que soit la cause probable de cette complication des plaies, soit l'infection du sang par un poison violent spécial, ou la pénétration dans le sang, en totalité ou en partie, des éléments du pus altéré, soit le développement parfois immense de microzoaires, soit plutôt la prolifération excessive des globules blancs ou leucocythes, éléments embryonnaires du sang, qui, en s'accumulant, entravent si facilement la circulation dans les fins capillaires.

Observation I. — D... Louis, cardeur, 29 ans, eut le 3 juin la face dorsale de l'avant-bras droit, de la main et des doigts lacérée, par une carde, qui intéressa la peau, les muscles et leurs tendons à leur partie inférieure de l'avant-bras et au poignet, détruisit les tendons extenseurs et ouvrit l'articulation de la première et de la deuxième phalange des troisième et quatrième doigts. Deux ligatures furent posées et le pansement fait avec de la charpie imbibée du mélange par quarts de perchlorure de fer, alcool camphré, eau phéniquée au 1/500 et d'eau pure, le tout recouvert d'une épaisse couche d'ouate. Trois jours après, à la suite d'une nuit très-agitée, le blessé accuse des douleurs vives le long du bras, sans que l'état de la plaie puisse en rendre compte; raideur de la mâchoire et des muscles du cou : pouls 126. Température 40° 2/10. Nous prescrivons le chloral à dose de 6 grammes, associé à 5 centigrammes de chlorhydrate de morphine. Le lendemain, le tétanos augmente; les mâchoires ne peuvent plus être écartées; la tête est fortement renversée en arrière, convulsions fréquentes. Pouls 128. Température 30° 4/10. Plaie rouge sur les bords, qui sont légèrement tuméfiés. Suppression de la médication précédente, et administration de l'aconitine de Merck, deux granules par demi-heure, dissous dans de l'eau légèrement acidulée. Six heures après, le malade avait pris 18 granules, c'est-à-dire 9 milligrammes d'aconitine amorphe ; le pouls tremblotant marquait 84, la température 38° 8/10. Cessation du délire et des secousses convulsives, persistance du trismus et de la raideur du cou ; vertiges, lipothymies, démangeaisons vives à la peau, principalement au niveau des plis de la face. Six granules.

8 juin. — Reprise du délire pendant la nuit, mais moins intense que la veille ; quelques convulsions ; à la visite du matin, le tétanos n'a pas progressé ; il y a une légère détente dans les muscles de la nuque. 12 granules d'aconitine.

Le soir, pouls 68. Température 38° 2/10. 9 juin. Nuit meilleure, sans délire ni convulsions ; cou moins raide, bien que la tête ne puisse pas encore tourner librement ; les mâchoires sont moins resserrées, et permettent un écartement de 5 millimètres environ.

Le soir, pouls 64 ; température, 37° 8/10e. 10 juin, nuit bonne, pouls 58, température 37° 6/10e. Le cou est détendu, l'écartement des mâchoires est de 2 centimètres. Ce jour et les suivants, diminution graduelle de la dose d'aconitine.

14 juin. — Cessation du médicament, sans retour d'accidents tétaniques : la plaie granule régulièrement, et la cicatrisation est complète dès la sixième semaine,

Observation II. — Donnat (Charles), mécanicien, 32 ans. Le 10 janvier 1873, plaie par broiement, écrasement partiel du premier métatarsien, avec ouverture de l'articulation métatarsophalangienne. Ablation de trois esquilles dont la plus grande mesure 2 centimètres de longueur ; pansement au perchlorure de fer mélangé d'alcool camphré phéniqué et étendu d'eau.

Rien de remarquable jusqu'au 22 janvier : la plaie est belle, bien détergée, l'os bourgeonne. Le malade se lève et se refroidit ; en remontant dans le lit, il heurte le pied contre la traverse, et ressent une vive douleur qui se prolonge dans la jambe jusqu'au genou. Dès le lendemain, raideur de la nuque et trismus : pouls, 124 ; température, 39 5/10 ; douze granules d'aconitine dans les 24 heures. — 24 janvier, diminution du trismus et de la raideur du cou : pouls, 62 ; température, 37° 8/10. — Quatre granules.

25 janvier. — Disparition du trismus et de la raideur du cou : pouls, 58 ; température, 37°. — Cessation de l'aconitine.

La guérison est complète le 8 avril, sans autres accidents.

Observation III. — C... (César), 18 ans, ouvrier fileur, a, le 23 mai 1873, la main droite prise dans un engrenage ; broiement de la main et de l'avant-bras, qui est arraché un peu au-dessous de sa partie moyenne. Régularisation des lambeaux, résection du radius et du cubitus jusqu'à 4 centimètres au-dessus des bords des lambeaux cutanés ; réunion immédiate par cinq points de suture avec drainage préventif. Pansement à l'huile phéniquée et l'ouate. Réaction inflammatoire très-modérée. Les sutures sont enlevées le quatrième jour. Sans aucune cause appréciable, le 9 juin, le blessé se plaint de douleurs vives le long du bras droit de l'épaule et du cou, et de resserrement des mâchoires : dysphagie, gêne de la respiration : pouls, 118; température, 39° 8/10. Administration de l'aconitine et de la vératrine, deux granules de chacune, dissous dans un peu d'eau légèrement acidulée, et donnés en quarts de lavements qui sont bien gardés. Après la huitième dose, apparition des vertiges, lipothymies, pouls tremblotant, 90. — Le soir, cessation des vertiges ; démangeaisons cutanées très-vives, surtout à la face. Pouls, 56 ; température, 37° 2/10.

10 juin. — 8 granules d'acontine.

11 juin. — Nuit assez tranquille : les mâchoires peuvent être écartées d'un centimètre ; la raideur du cou a considérablement diminué. Suppression de l'aconitine : quatre granules de sulfate de strychnine à 1/2 milligramme. Bouillon au vin, potages.

12 juin. — Nuit bonne : plus de contractures, mais persistance des démangeaisons, surtout à la face. Café avec addition d'eau-de-vie, 20 grammes. Pendant ces trois jours l'aspect de la plaie n'a guère changé ; les bords sont à peine tuméfiés, et la suppuration est de bonne nature. Le 24 juin, les orifices d'entrée et de sortie du tube à drainage se froncent ; le tube est enlevé, son trajet s'oblitère huit jours après, et la guérison demeure définitive.

Ces trois faits ne suffisent certes pas à démontrer une action élective spéciale de l'aconitine contre le tétanos ; mais ils indiquent suffisamment le bénéfice que l'on peut retirer de l'emploi de ce médicament contre l'une des plus graves complications des plaies, qui compte un grand nombre de médications préventives ou curatives ayant toutes fourni quelques succès, mais un bien plus grand nombre de revers. Les effets de l'aconitine, dans les cas que nous venons de citer, sont une preuve évidente de l'intensité d'action de cet agent, même impur, contre le mouvement fébrile et l'élévation de la température. Cette propriété de l'aconitine se retrouve dans les observations qui suivent :

Observation IV. — L.... (Adèle), 37 ans, bien réglée, présente à la suite d'une chute dans un escalier, et qui remonte à sept jours, une large plaie contuse de la région externe de la cuisse gauche. Le pourtour de la plaie est rouge foncé et tuméfié ; cette rougeur et cette tuméfaction s'étendent à 25 centimètres, principalement vers la gauche, et se termine par un bord net, légèrement saillant; dans toute l'étendue de la portion prise, la peau est luisante, chaude, et le siège de picotements qui se changent en douleurs vives à la moindre pression : fièvre intense, langue sèche, soif ardente; pouls, 128 ; température, 40°. — Sulfate de soude, 45 grammes : deux heures après, un granule d'aconitine de demi en demi-heure ; onction huileuse sur la portion de peau prise d'érysipèle. La malade prend dix-huit granules d'aconitine amorphe : le soir, huit heures, après notre première visite, nous trouvons le pouls tremblotant à 76 : le thermomètre appliqué dans le creux de l'aisselle donne 38° 5/10. Depuis trois heures, vertiges, éblouissements, légère dilatation de la pupille, lipothymies qui se succèdent et se prolongent, établissant ainsi un état syncopal. — Cessation de l'aconitine. Café et eau-de-vie, 30 grammes. Une heure après, disparition de l'état syncopal et des vertiges, démangeaisons excessives à la peau, et, chose singulière, diminution de la douleur dans les points affectés par l'érysipèle.

Le lendemain matin, le malade est sur son séant et réclame de la nourriture. Pouls 62, température, 37° 1/2. A partir de ce moment, l'érysipèle cesse de s'étendre en haut, mais il envahit la jambe et se termine aux pieds sans autre accident.

Observation V..— François Glorieux, cocher, 48 ans, se blesse à la face dorsale de la main en essuyant sa voiture ; deux jours après, on constate une rougeur diffuse, remontant à la face dorsale de l'avant-bras, puis gagnant le bras ; les bords de cette rougeur sont nettement circulaires, non découpés, offrant une légère saillie et présentant tous les caractères de l'érysipèle vrai. Langue saburrale, peau sèche, pouls 128, température 40°.

Sulfate de soude 45 grammes, puis deux heures après, vingt granules d'aconitine de Merck, à prendre un de quart en quart d'heure. Bouillon et eau vineuse. Onctions à l'huile d'olive sur toute la portion de peau atteinte par l'érysipèle.

Dès le dix-huitième granule, 9 milligrammes d'aconitine étant pris, le malade se sent défaillir ; il cesse de lui-même de prendre le médicament. Le soir, nous constatons un changement complet dans son état ; la peau est moite, le pouls bat 62, la température marque 38°. Cessation de l'aconitine, l'érysipèle s'épuise sur place, et se termine par une abondante desquammation de l'épiderme.

On peut remarquer, dans ces deux observations, l'action très-prompte de l'aconitine. Il en est ordinairement ainsi, lorsque le médicament doit produire un effet utile ; d'une façon générale, nous avons observé que les effets physiologiques de l'aconitine se sont montrés d'une heure à trois heures, après l'administration de l'aconitine de Merck, de 40 à 50 minutes après l'administration de l'aconitine cristallisée (que nous n'avons essayée qu'en expériences sur les animaux et à doses dix fois moindre que l'aconitine amorphe). Ces effets physiologiques nous ont servi de principale indication pour juger de l'opportunité d'interrompre ou de continuer l'emploi du médicament.

OBSERVATIONS DE HERNIES ÉTRANGLÉES OPÉRÉES.

Observation VI. — Justine B..., gouvernante, porte depuis longtemps une épiplocèle adombilicale de la grosseur du poing. A différentes reprises, elle a éprouvé de la gêne à ce niveau, gêne qu'elle faisait disparaître en exerçant une légère pression sur la tumeur. Le dimanche 14 décembre 1873, elle éprouve une douleur insolite, à la suite d'un travail fatigant. Dans la nuit les douleurs augmentent ; elle cherche à les faire disparaître en usant de son moyen habituel, mais sans y parvenir. Les vomissements apparaissent, alimentaires, puis bilieux, et la douleur s'irradie au pourtour de la tumeur. Des tentatives de réduction pratiquées par M. le docteur Lefebvre, de Roubaix, ne donnent aucun résultat ; les signes de l'étranglement herniaire se complètent ; suppression des selles, vomissement de matières fécaloïdes, ballonnement du ventre, douleurs généralisées à tout l'abdomen, mais surtout intenses au pourtour de la région ombilicale. Je suis mandé près d'elle le samedi soir, 20 décembre, et avec MM. les docteurs Lefebvre et Carrette, je constate tous les signes précités. La malade cependant accuse une certaine rémission dans son état ; les vomissements ont diminué depuis la veille, ainsi que l'acuïté des phénomènes généraux : la tumeur, au dire de la malade, s'est un peu ramollie sans toutefois avoir diminué de volume. Nous réservons d'un commun accord au lendemain matin la question de l'opération. Durant la nuit, les vomissements ont reparu avec une intensité nouvelle, ainsi que les douleurs ; le pouls est petit, 124, le facies grippé, la faiblesse excessive. L'opération du débridement est proposée et acceptée par la malade. Aidé par MM. Lefebvre et Carrette, et après avoir renouvelé sans succès les tentatives de réduction par le taxis, je fais une incision en T, je dissèque complétement la tumeur, et après avoir divisé une dernière membrane d'enveloppe s'étendant comme une poche à la surface de la tumeur, jusqu'à l'orifice fibreux, à la façon d'un véritable lac herniaire, je trouve une masse épiploïque fortement congestionnée, et, au centre une anse d'intestin grêle, mesurant à peu près douze centimètres de longueur et repliée sur elle-même ; contrairement à notre attente et malgré la durée de l'étranglement, l'intestin ne présente pas de gangrène. Après l'avoir inspecté jusqu'au pourtour de l'orifice fibreux sans apercevoir d'altération profonde, je cherche à réduire par pression. Cette tentative demeurant inutile, je pratique à l'aide du bistouri boutonné, et me servant du doigt comme conducteur, au pourtour de l'orifice sur lequel l'intestin s'est étranglé, trois petits débridements, l'un transversal dirigé à gauche, les deux autres obliques, en remontant vers la gauche. Le doigt peut être alors engagé entre l'anse intestinale et l'orifice fibreux débridé ; quelques adhérences légères sont rompues, et l'intestin peut être attiré au dehors. La portion qui prenait sur l'orifice fibreux et produisait l'étranglement n'est guère plus attirée que le reste de l'anse intestinale ; il est vrai que, dans la presque totalité de sa circonférence, elle n'était qu'en rapport médiat avec l'orifice, ce dernier étant, pour ainsi dire, tapissé par l'épiploon. Dès lors, je pus réduire, et avec facilité. L'épiploon est abandonné au dehors ; cinq points de suture ferment la plaie extérieure ; une couche d'huile, quelques compresses trempées dans l'alcool camphré, un bandage de corps complètent le pansement. — Extrait thébaïque, 20 centigrammes en vingt pilules : une pilule par heure. — Un soulagement immédiat succède à l'opération : les vomissements s'arrêtent ; dans la nuit suivante, la malade a deux selles.

22 décembre. — Réaction intense, pouls 120, peau chaude; un vomissement bilieux a eu lieu dans la matinée. Nous proposons l'emploi de l'aconitine, que l'on administre à raison de dix granules d'aconitine à 1/2 milligramme, dans les vingt-quatre heures, et quatre granules de digitaline amorphe à 1 milligramme.

23 décembre. — Nuit bonne; le bouillon et l'eau vineuse sont ingérés, sans produire de vomissement : démangeaisons cutanées, surtout à la face et au pourtour des oreilles|; douleurs diffuses peu intenses, au pourtour de la région ombilicale : pouls 96, vertiges et dilatation légère des pupilles. Continuation de l'aconitine, quatre granules dans les vingt-quatre heures.

24 décembre. — Il y a eu une selle; les vomissements sont complétement arrêtés; un peu de suppuration existe dans les angles de la plaie; pouls 76 : diminution des médicaments : aconitine, deux granules; digitaline, un granule.

A partir de ce jour, l'état de la malade s'améliore progressivement, et ne présente rien de particulier à noter. L'épiploon se détruit en partie; le dixième jour, la plaie est couverte de granulations. Des injections à l'alcool camphré et un linge légèrement cératé constituent tout l'appareil de pansement. Au bout de six semaines, la guérison est définitive.

Observation VII. — Louis Désiré, tailleur de pierres, porte depuis huit mois une hernie inguinale gauche, résultant d'un effort produit pour soulever une pierre de taille. Cette hernie, habituellement contenue à l'aide d'un bandage défectueux, est sortie de nouveau le 28 avril 1873 ; le malade en état d'ivresse ne l'a pas réduite, et ne s'en est même aperçu que le lendemain matin. Quelques tentatives de réduction sont faites par lui-même, puis il applique, de son chef, un cataplasme sur la tumeur. Appelé près de lui quatre jours après, 3 mai, je constate tous les signes de l'étranglement : la tumeur descend jusqu'au fond du scrotum, est demi-dure, mate dans toute son étendue, se continuant obliquement vers l'abdomen, puis suivant le trajet du canal inguinal, par un pédicule volumineux. Les tentatives de réduction par le taxis demeurant inutiles, j'applique autour de la tumeur une bande en caoutchouc; le malade est placé dans la position horizontale, les pieds élevés, la tête basse. Après une heure la tumeur est notablement ramollie, mais n'a pas diminué de volume. Les tentatives de réduction sont reprises sans succès. Je pratique l'opération du débridement. Le collet du sac a contracté des adhérences avec l'anneau fibreux; je ne cherche pas à les détruire, et j'incise le tout, par quatre débridements de quelques millimètres, en dehors et en haut. L'intestin n'étant pas gangréné est réduit; l'épiploon est laissé dans la plaie et forme bouchon.

Extrait thébaïque et de belladone, 10 centigrammes en dix pilules : une par heure. Arrêt des vomissements; une selle dans la nuit.

4 mai. — Rien à noter : pouls 88°.

5 mai. — Réaction intense : douleurs vives dans la fosse iliaque gauche, s'irradiant à tout le côté gauche de l'abdomen. Pouls 120, hoquet, renvois fréquents, sans vomissement. Douze granules d'aconitine et six granules

de digitaline. Après la prise du huitième granule d'aconitine, vertiges, re-
froidissements, horripilations, pouls 86, température 38°, cessation de l'aconitine, café et potion cordiale; rien à noter du côté de la plaie.

6 mai. — Insommie, tendance marquée à la syncope : 4 grammes d'acétate
d'ammoniaque, frictions à l'alcool sur les membres. Le soir, l'état général est
meilleur ; disparition de l'état syncopal, démangeaisons cutanées. Cessation de
tout médicament. A partir de ce moment, la marche de la maladie ne présente plus rien de remarquable; la guérison est complète le 29 mai. J'ai
revu plusieurs fois cet homme, qui a repris son état et n'a plus vu reparaître
sa hernie.

Observation VIII. — Clémentine D..., 53 ans, ménagère; hernie crurale
étranglée depuis soixante-quatre heures. Taxis prolongé sans résultat. Débridement de l'orifice fibreux du fascia crébriforme et du collet du sac ; réduction de l'intestin. Administration préventive de l'aconitine; huit granules
d'aconitine amorphe à 1/2 milligramme à prendre, un granule d'heure en
heure. Effets physiologiques restreints : quelques démangeaisons cutanées, pas
de tendance à la syncope : le lendemain le pouls est à 58, la température
37° 8/10, plus de vomissement : une selle provoquée par un lavement à la
glycérine. Suppression de l'aconitine, nous réservant d'y revenir aussitôt que
l'état de la circulation en indiquera l'emploi. Cette occasion ne se présente
pas ; le jour suivant, le pouls est à 60 et se maintient entre 60 et 68 jusqu'à
l'époque de la guérison, qui a lieu vingt-cinq jours après, sans qu'aucune
réaction inflammatoire en soit venue troubler la marche.

Il nous paraît difficile, dans les trois cas qui précèdent, de ne pas
admettre l'action préventive ou curative de l'aconitine contre les accidents consécutifs à l'opération. On peut objecter à notre manière de
voir que des malades opérés de la hernie étranglée peuvent guérir
sans réaction, sans fièvre traumatique. Il est arrivé à bien des chirurgiens d'observer à la suite de cette opération l'absence complète de
réaction inflammatoire ; pour mon compte, j'ai le souvenir de trois opé-
rations de hernie étranglée que j'ai pratiquées, il y a plusieurs années,
deux à l'hôpital Saint-Sauveur de Lille, lorsque j'étais professeur-adjoint
de clinique, la troisième dans une commune voisine, sans que les opérés présentassent le moindre signe de fièvre traumatique. Mais, il faut
en convenir, ces faits constituent des exceptions, et il n'en demeure pas
moins constant que l'aconitine, même impure, par l'énergie de son activité sur le système nerveux et l'abaissement du pouls et de la température, est un moyen puissant de modérer la réaction inflammatoire,
peut-être même de la prévenir.

ASSOCIATION FRANÇAISE

POUR L'AVANCEMENT DES SCIENCES

EXTRAIT DES STATUTS ET RÈGLEMENT

Votés par l'Assemblée générale du 27 août 1874.

STATUTS.

ART. 4. — L'Association se compose de membres fondateurs et de membres ordinaires ; les uns et les autres sont admis, sur leur demande, par le Conseil.

ART. 5. — Sont membres fondateurs les personnes qui auront souscrit à une époque quelconque une ou plusieurs parts du capital social : ces parts sont de 500 francs.

ART. 7. — Tous les membres jouissent des mêmes droits. Toutefois les noms des membres fondateurs figurent perpétuellement en tête des listes alphabétiques, et les membres reçoivent gratuitement pendant toute leur vie autant d'exemplaires des publications de l'Association qu'ils ont souscrit de parts du capital social.

RÈGLEMENT.

ART. 1er. — Le taux de la cotisation annuelle des membres non fondateurs est fixé à 20 francs.

ART. 2. — Tout membre a le droit de racheter ses cotisations à venir en versant une fois pour toutes la somme de 200 francs. Il devient ainsi membre à vie.

La liste alphabétique des membres à vie est publiée en tête de chaque volume, immédiatement après la liste des membres fondateurs.

Les souscriptions sont reçues :
Au SECRÉTARIAT, 76, rue de Rennes ;
Chez M. MASSON, *trésorier*, 17, place de l'École-de-Médecine.

Les souscriptions des membres fondateurs peuvent être versées en une seule fois,
ou en deux versements de chacun 250 francs.